Zine Clínicas de Borda

COLEÇÃO:
1. PsiMaré (Rio de Janeiro/RJ)
2. MOVE: Movimentos Migratórios e Psicologia (Curitiba/PR)
3. **ClínicAberta de Psicanálise de Santos (Santos/SP)**
4. Falatrans (Juiz de Fora, UFJF/MG)
5. Ocupação Psicanalítica (Belo Horizonte/MG; Rio de Janeir/RJ; Vitória/ES; Santo Antônio de Jesus/BA)
6. Estação Psicanálise (Campinas/SP)
7. Coletivo Margem Psicanálise (Fortaleza/CE)
8. Intervenção Psicanalítica Clínico – Política às demandas da População LGBT (Rio de Janeiro/RJ)
9. Rede Sur (São Paulo/ SP)
10. Roda de escuta/grupos flutuantes LGBTQI+ (Aracajú/SE)
11. Clínica Periférica de Psicanálise (São Paulo/SP)
12. Clínica do Cuidado Belo Monte (Altamira/PA; São Paulo/SP)
13. Coletivo Psicanálise e Política e Cotidiano Refugiado (Rio de Janeiro/RJ)
14. Projeto Gradiva (Porto Alegre/RS)
15. Museu das Memórias (In)Possíveis (Porto Alegre/RS)
16. Psicanálise na Rua (Cuiabá/MT)
17. Coletivo Testemunho e Ação/SIG (Porto Alegre/RS)
18. Margens Clínicas (São Paulo/SP)
19. Psicanálise na Praça Roosevelt (São Paulo/SP)
20. Psicanálise no Jacarezinho (Rio de Janeiro/RJ)
21. Mutabis (São Paulo/SP)
22. Clínica Aberta Casa do Povo (São Paulo/SP)

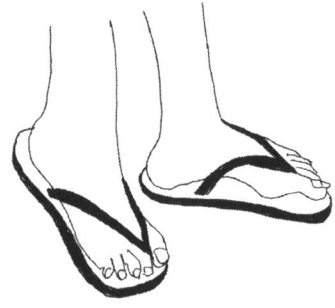

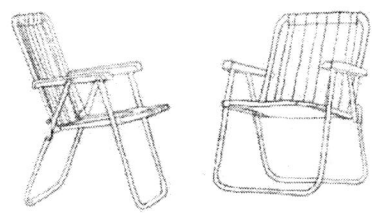

"O que se mistura na areia lá no concreto é bem visceral
Bem vindo ao Brasil, país que ostenta ser desigual
Tribos, quilombos, resistem com sua cultura fundamental
Mas pelas ruas só vemos alguns monumentos de Portugal
Morros, favelas malditas ao lado de prédios com 600 degraus
Crianças de lá trabalham e outras só vivem no que é virtual
Cachorros mais bem tratados que aquele louco por estar isolado
Chamem logo os guias, estamos todos anestesiados
Esquecendo esses dilemas, não vejo grades na orla local
Só as invisíveis, mantendo a paz do povo em geral"

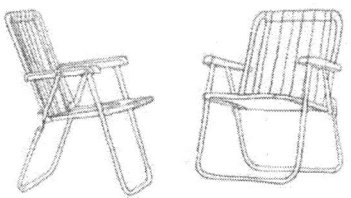

Trecho da música Paisagens da Cidade
da banda Fizeram a Elza
Composição: Breno Ayres Chaves Rodrigues

A partir do nosso desejo de ampliar a escuta psicanalítica para além das paredes de nossos consultórios, levamos nossas cadeiras e cangas de praia para a praça…

Qual
cidade
queremos
escutar?

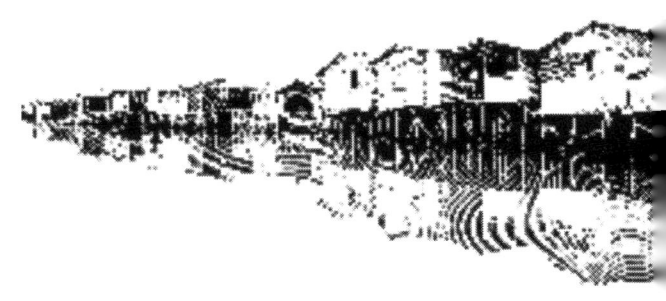

Te convidamos a conhecer um pouco da cidade de Santos, no Litoral Sul de São Paulo: existiu aqui o 2º maior quilombo do Brasil, o Quilombo do Jabaquara.

Atualmente, com 477 anos, Santos tem o maior porto da América Latina, um dos maiores IDHs do Brasil e a maior favela de palafitas da América Latina.

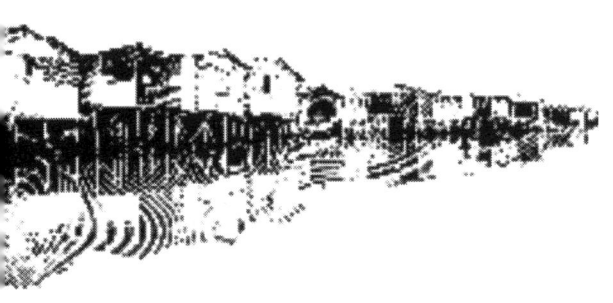

- ● Jabaquara
- ■ Centro
- ▲ Porto
- ▼ Palafitas
- ★ Orla

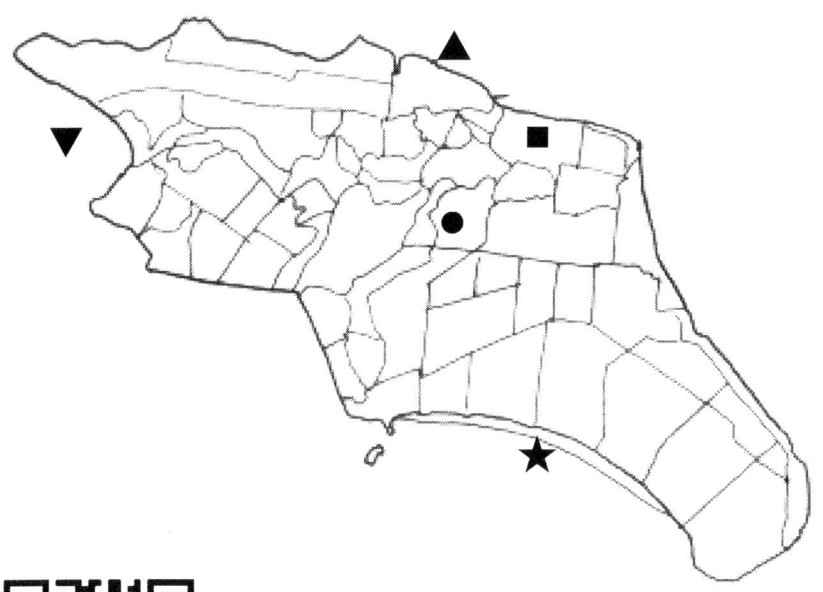

Documentário
Por Trás do Cartão Postal

Centro 📍

↑ vulnerabilidade social
mobilidade urbana

Orla 📍

↑ concentração de renda
circulação da psicanálise

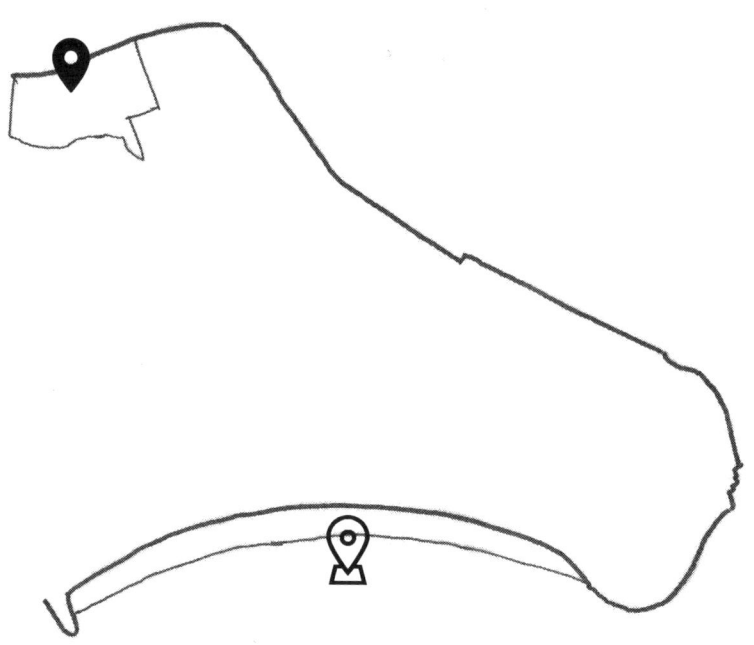

A partir dessas diferenças e contrastes,
nos perguntamos:
Como fazer circular a escuta psicanalítica pela cidade?

Não se tratava apenas de sair do consultório, do setting tradicional…

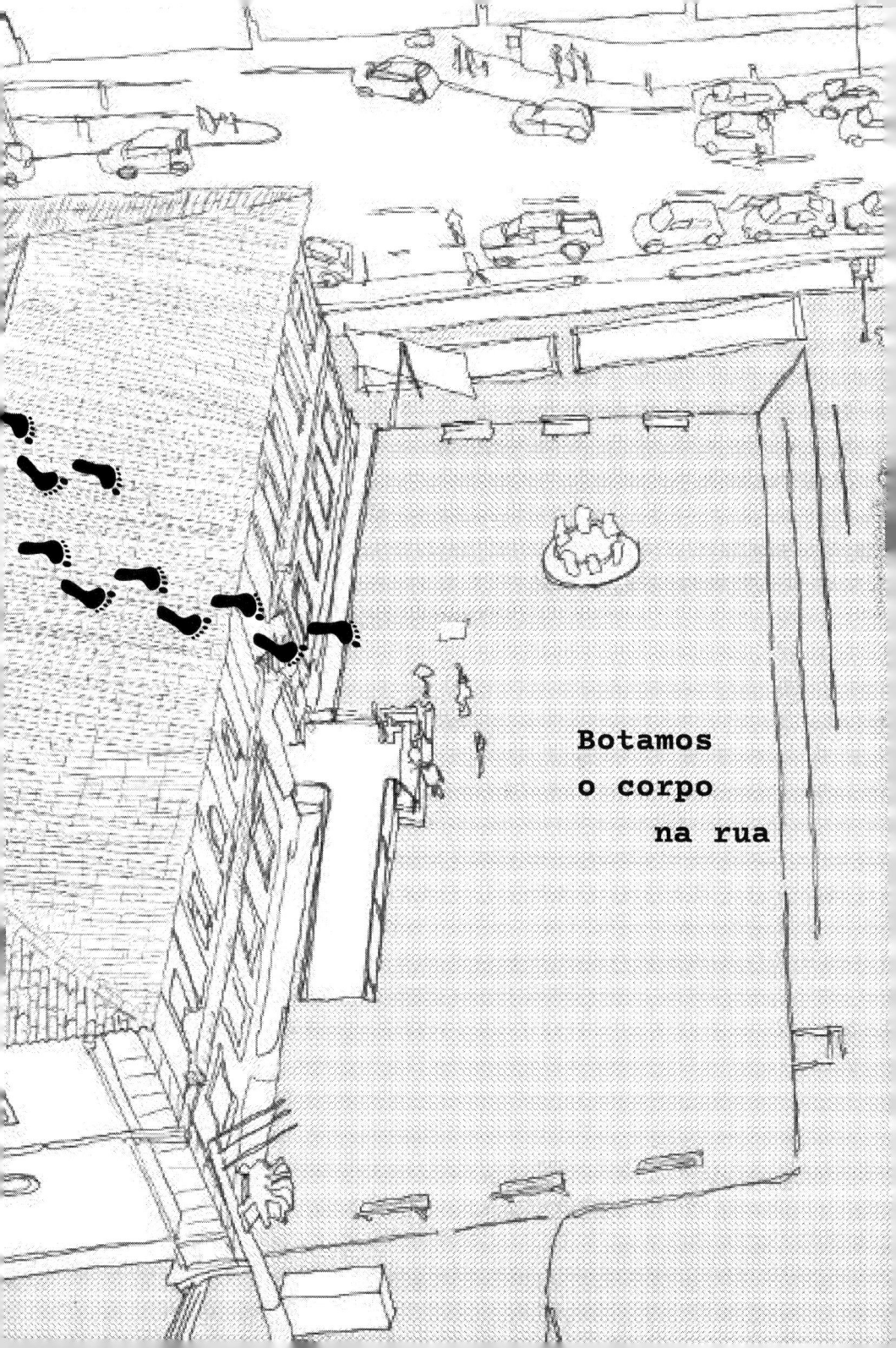

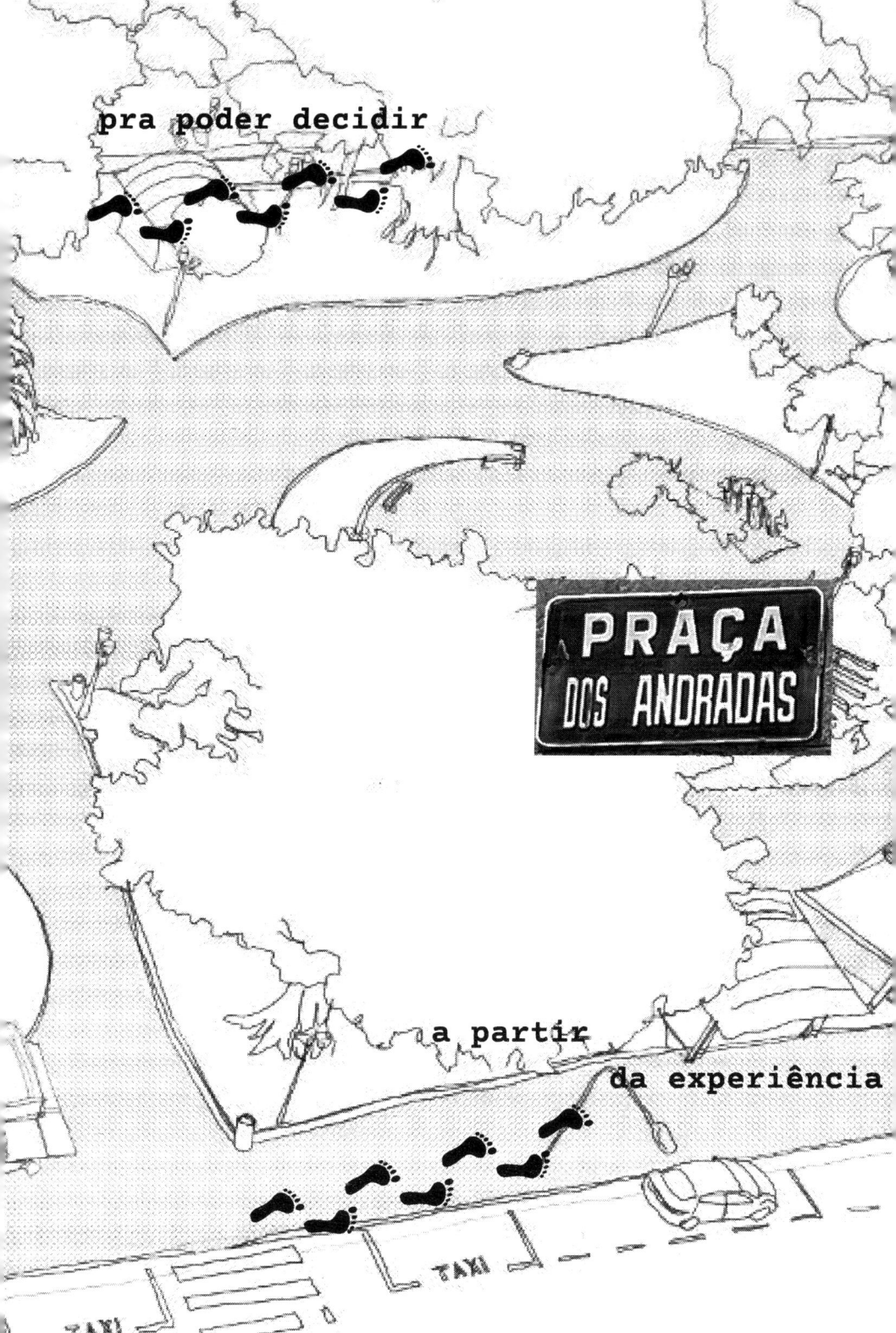

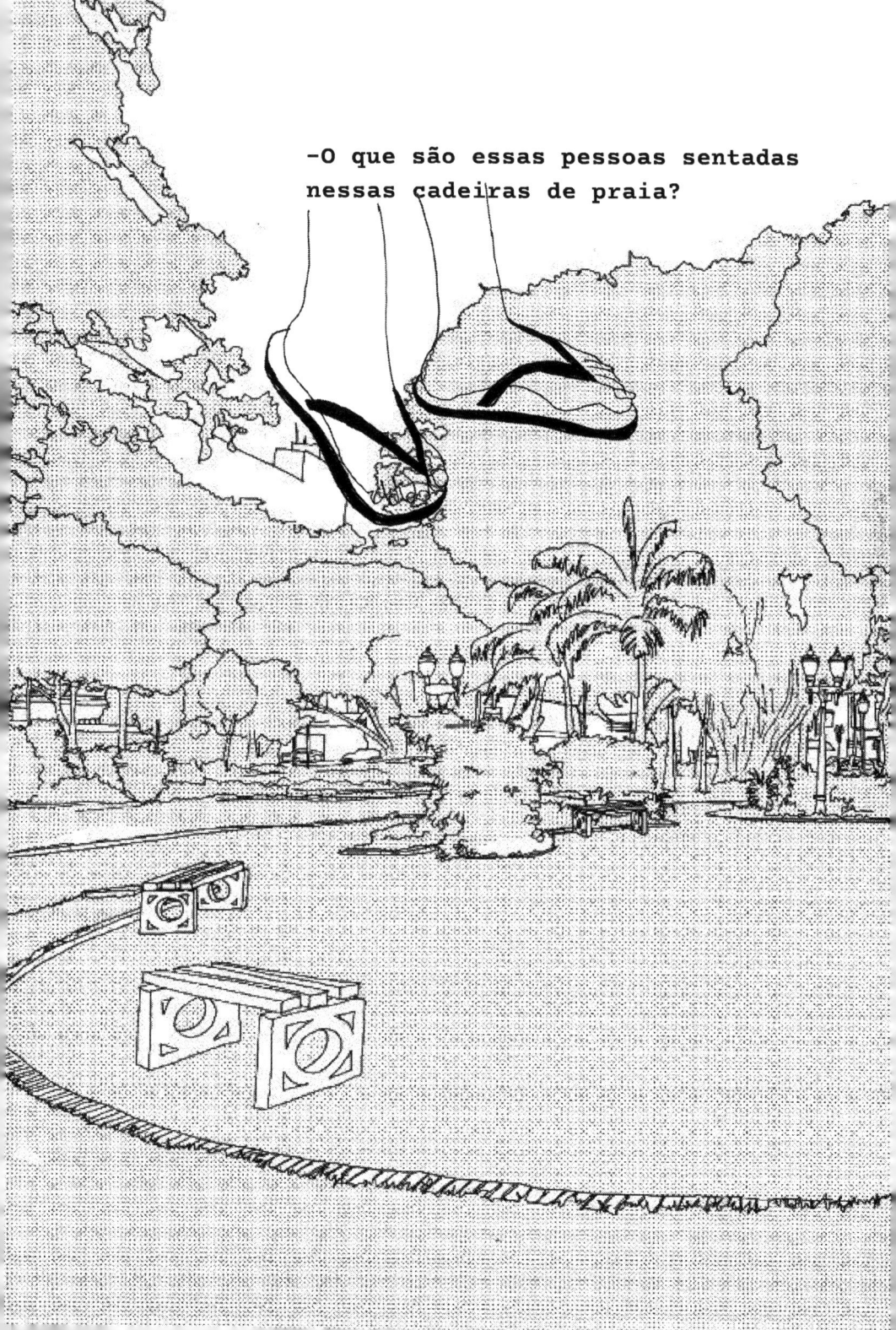

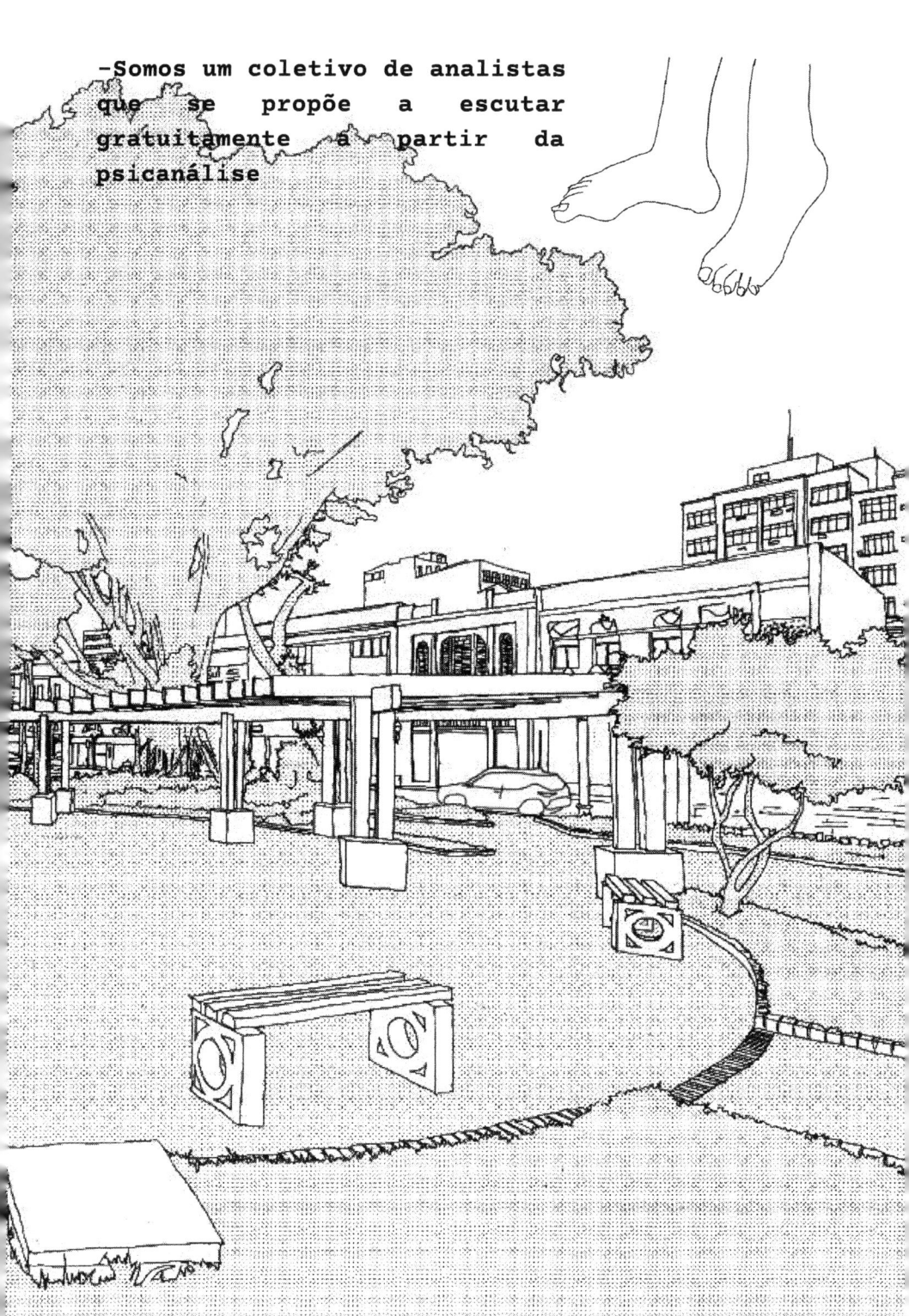

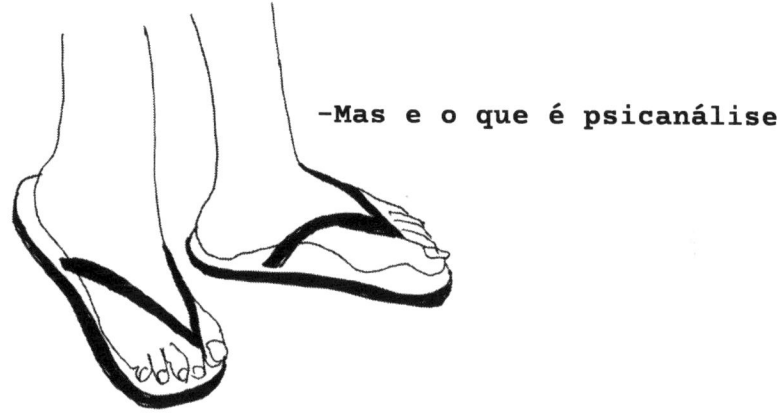

-Mas e o que é psicanálise?

-Psicanálise é um jeito de escutar...
Vou te contar um pouco sobre nós...

CLÍNICA ABERTA DE PSICANÁLISE
ATENDIMENTO GRATUITO

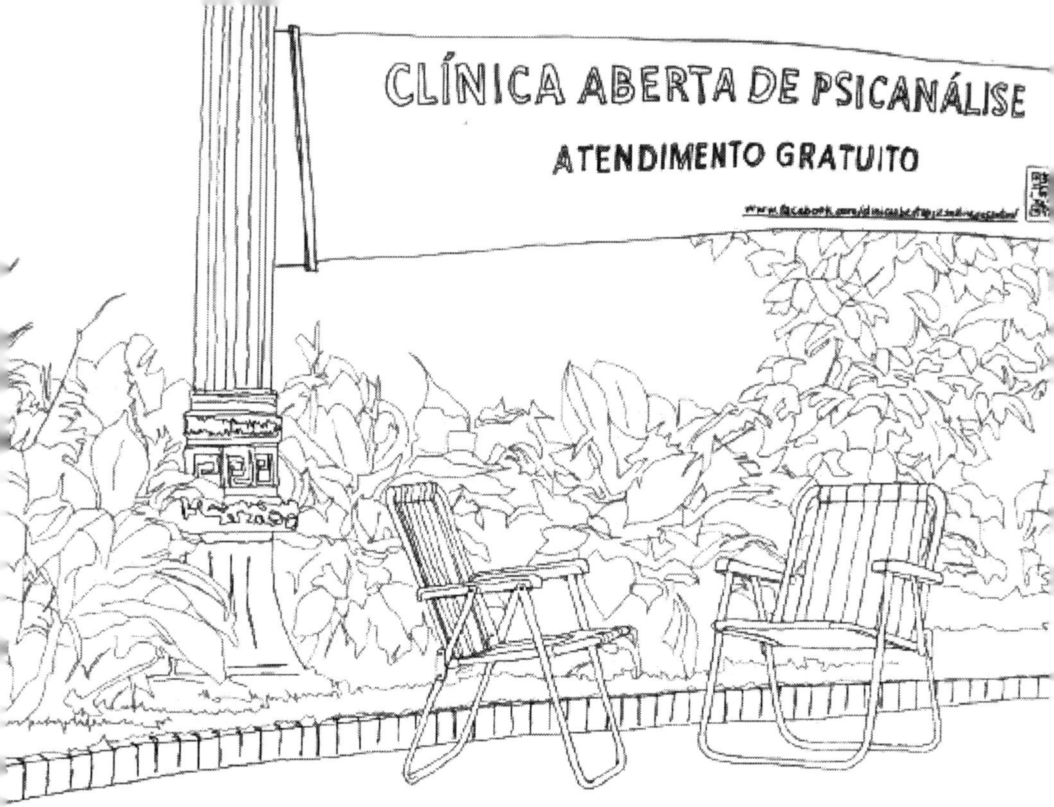

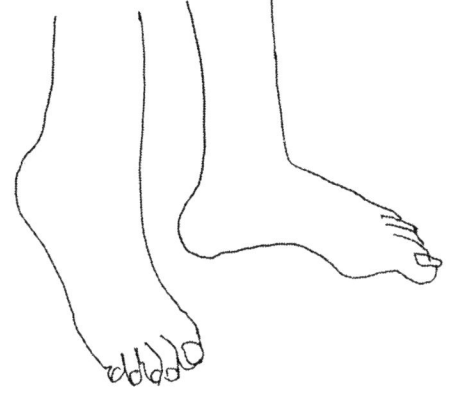

A partir de um desejo coletivo ético-político de alguns analistas de Santos de levar a psicanálise para fora das paredes dos nossos consultórios, e inspirados por iniciativas de clínicas abertas/públicas, trouxemos, em 2019, nossas cadeiras e cangas de praia aqui para a Praça dos Andradas. Iniciamos um movimento de fazer algo sem saber tudo antes.
Sustentamos um desamparo inicial de nos lançarmos na experiência…

Essa condição de desamparo, longe de nos angustiar, tem nos interessado, e a gente tem formulado cada vez mais perguntas. Há entre nós uma diversidade de filiações teóricas do campo da psicanálise e uma convivência que nos interessa nessas diferenças. Percebemos que há uma interlocução que acontece. Simples assim. A gente escuta de modo heterogêneo, mas sobre um solo comum, o da ética psicanalítica, desta política.

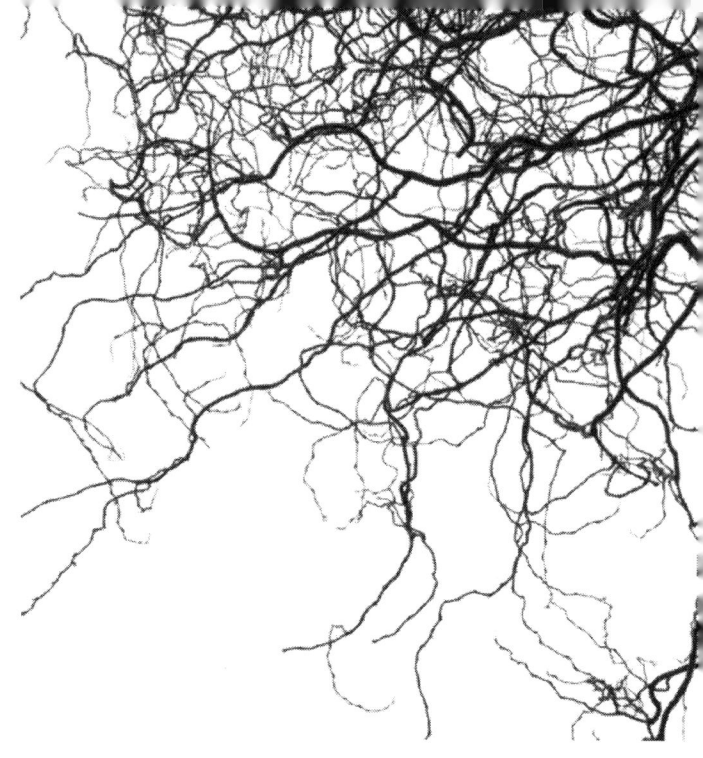

Aos poucos, o grupo vai constituindo uma identidade. Nos reunimos nesse espaço de desamparo compartilhado, por meio do qual vamos pensando e criando juntos. Nosso coletivo não é uma instituição, sala de um consultório ou hospital.

Há uma desterritorialização na nossa constituição e no processo de escuta.
O que configura uma posição política.
A gente tem algo que nos une que tem a ver com a relação da psicanálise com a cidade, o desejo de que a escuta psicanalítica esteja acessível independentemente da troca monetária.

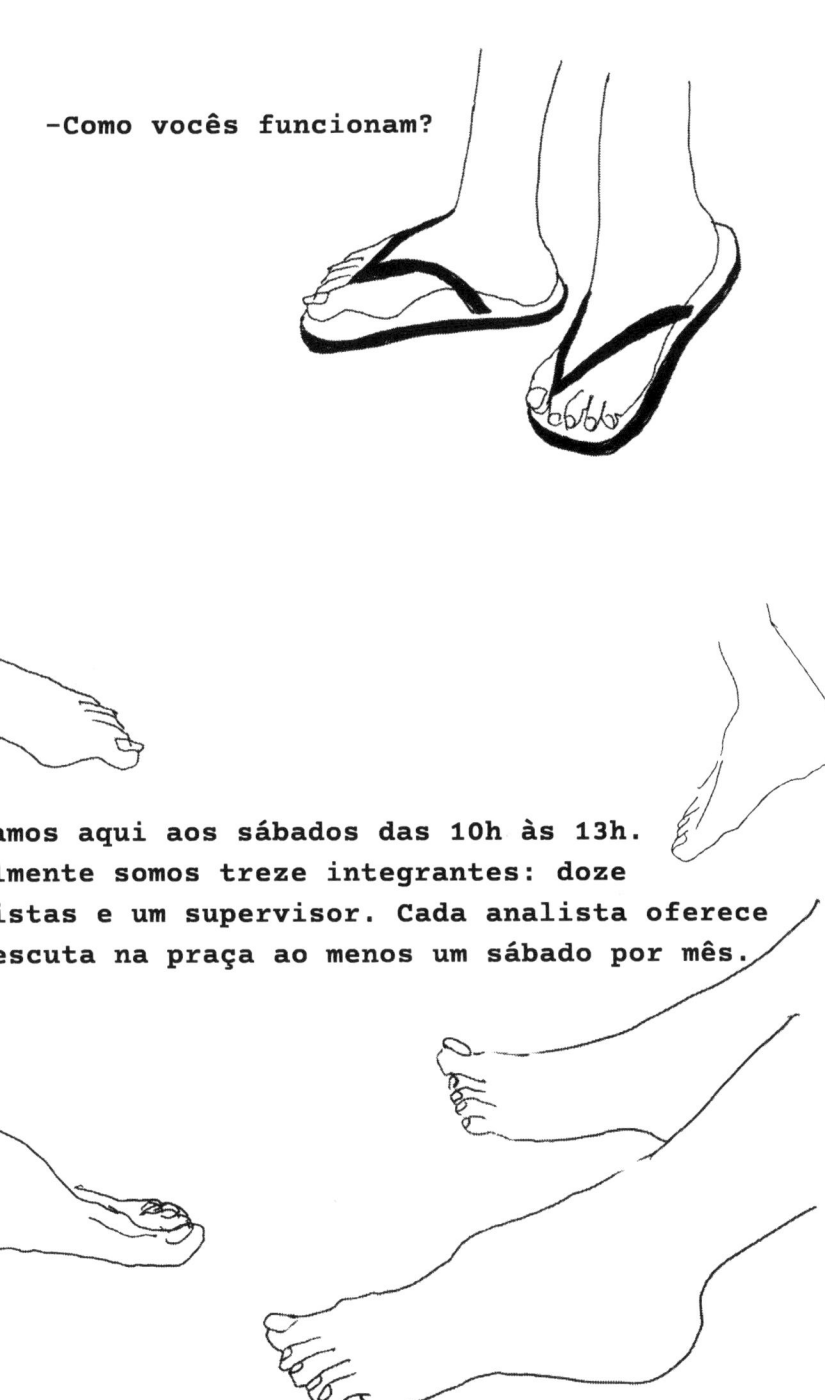

—Como vocês funcionam?

—Estamos aqui aos sábados das 10h às 13h. Atualmente somos treze integrantes: doze analistas e um supervisor. Cada analista oferece sua escuta na praça ao menos um sábado por mês.

Os analistas aguardam alguém sentar ao seu lado para ser escutado. Há um analista que circula pela praça atento ao entorno, disponível para responder às dúvidas dos passantes e encaminhar aos analistas possíveis interessados. A quem está exercendo esse papel, chamamos de mediador. Às vezes a escuta se dá ali mesmo, em pé com o mediador.

A cada sábado, diferentes analistas estão disponíveis na praça, se revezando nas funções de escuta e mediação.

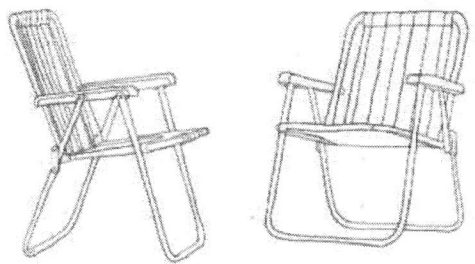

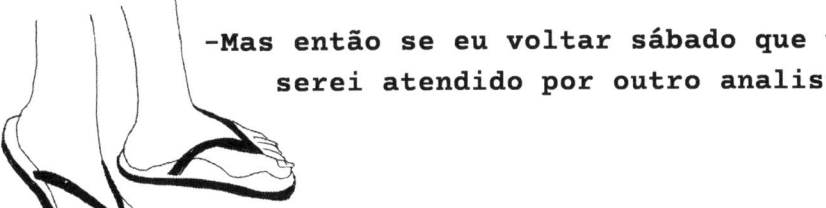

—Mas então se eu voltar sábado que vem serei atendido por outro analista?

—Possivelmente, mas isso não impede que haja uma continuidade. A gente convida ao retorno e, retornando, um caminho poderá ser feito.

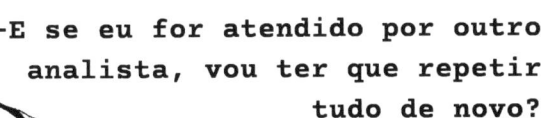

—E se eu for atendido por outro analista, vou ter que repetir tudo de novo?

—Não é necessário repetir se você não quiser. Compartilhamos entre nós do coletivo os atendimentos.

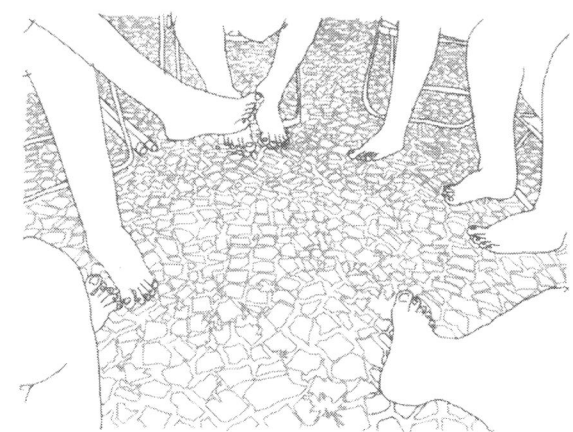

Por meio do compartilhamento vamos recolhendo pistas. Sabemos que não é a verdade sobre o atendimento, mas buscamos minimamente informar por onde estão passando as associações da pessoa escutada, fatos mais relevantes, palavras que se repetem…

Nessa circulação da escuta há certa exposição dos analistas, dos estilos e do inconsciente de cada um. Compartilhamos nossos jeitos de atender na singularidade e o fazemos por sentirmos confiança entre nós. Acaba sendo uma experiência também formativa.

Nos entendemos como um grupo de analistas que mantém heterogeneidades, mas que vai construindo um solo comum. Nossos dispositivos de compartilhamento e acompanhamento de casos são: relato de caso, supervisão clínica, discussão clínica, reunião mensal e grupo de estudos.

Então a gente se perguntava assim: "como se daria a transferência com a troca de analistas?" E deslizávamos para novas perguntas: "será que as questões que são endereçadas para um analista são as mesmas que podem ser endereçadas para outro? Seria uma transferência mais imaginária com a instituição ou com o que a pessoa busca em um analista? Ou haveria possibilidade da constituição de uma transferência simbólica também, de uma entrada em análise?" Seguimos tentando sustentar essa posição de investigação.

Vamos avançando nessas perguntas e gerando novas, o que inclusive tem nos movido para encontros com outros coletivos, para pensar esses processos e aprender junto com experiências diferentes, a partir de singularidades ou a partir de processos comuns.

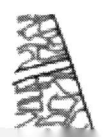

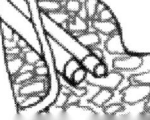

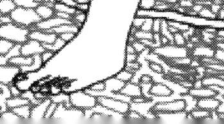

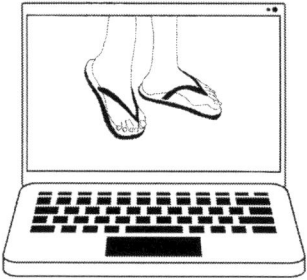

—E como foi durante a pandemia?

—Ao longo da pandemia seguimos
com a escuta aos sábados
no formato virtual, mantendo
os mesmos horários de inscrições
e atendimentos como era na praça.
As inscrições eram recebidas
no próprio dia por meio da nossa
página do facebook. A cada sábado
alguém fazia a função
da mediação. Após a postagem
do anúncio em nossa página,
o mediador respondia as mensagens
com dúvidas, recebia
as solicitações de atendimento
e encaminhava para as salas
virtuais dos analistas
disponíveis

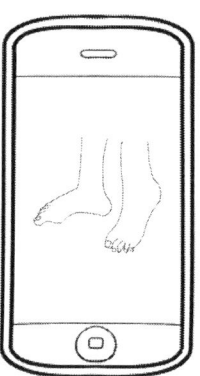

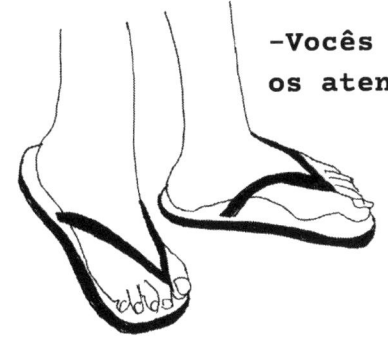

—Vocês sentiram diferenças entre os atendimentos na praça e online?

—Percebemos quando iniciamos na praça que as pessoas que iam nos procurar eram aquelas que estavam circulando por ali mesmo. Muitos encontros se tratavam mais de uma certa demanda de reconhecimento, de escuta de algum tipo de sofrimento.
Na praça acontece bastante também das pessoas falarem que conhecem alguém que precisa de atendimento, mas conversando com a gente começam a falar de si, ainda que um pouco distraídas. Já no formato online, que durou de abril de 2020 a maio de 2022, as pessoas vinham pela nossa página do Facebook já trazendo uma demanda mais endereçada à escuta psicanalítica. Além disso, quem conseguia passar conosco eram aqueles que já tinham acesso à internet, ou seja, tinha um recorte social aí. Enquanto que presencialmente atendemos também pessoas em situação de rua, o que não acontecia no online.
Quando voltamos para o espaço público, em junho de 2022, percebemos de novo essa mudança de perfil, mas dessa vez algumas pessoas que já eram atendidas online vieram para a praça conosco.

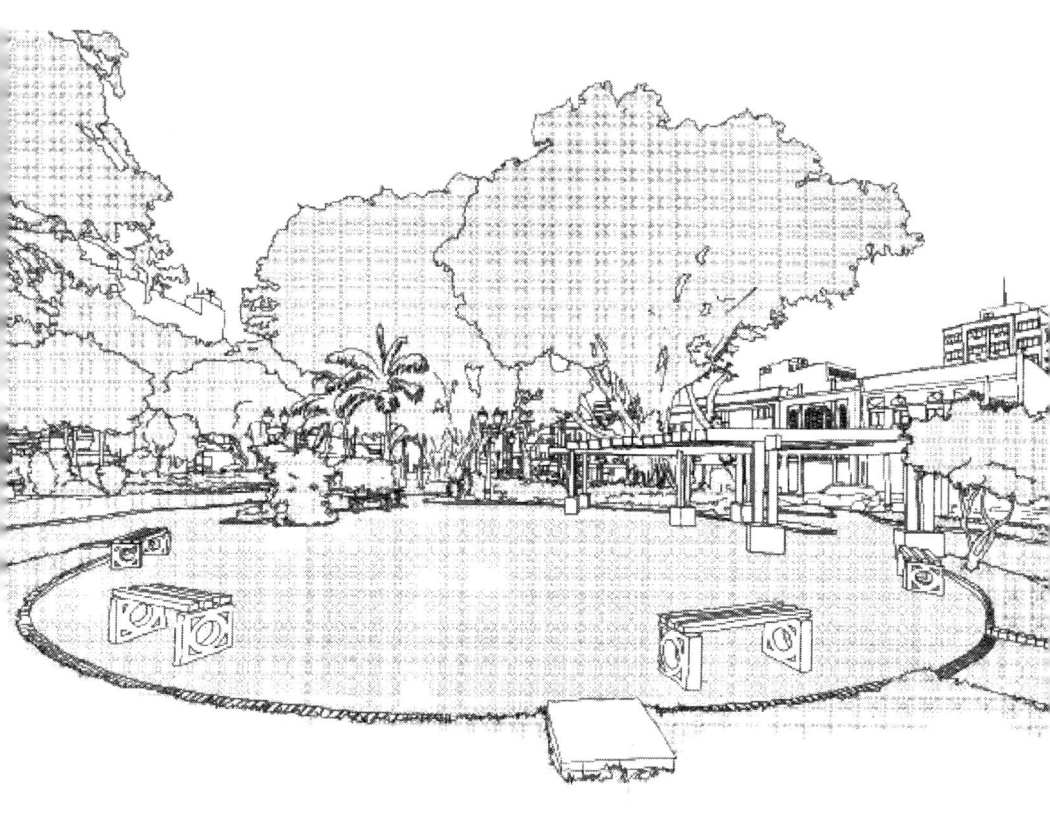

Até fevereiro de 2023, realizamos 2356 atendimentos para 165 pessoas de 28 cidades diferentes.

-E você, quer ser escutado hoje?

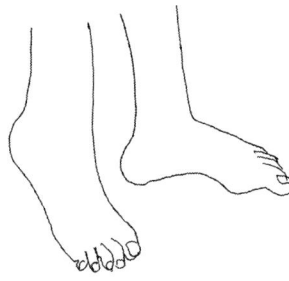